CONSEIL NATIONAL D'HYGIÈNE

BUÉNOS-AYRES

LES PROGRÈS

DE

L'HYGIÈNE PUBLIQUE

DANS LA RÉPUBLIQUE ARGENTINE

RAPPORT PRÉSENTÉ AU SEPTIÈME CONGRÈS INTERNATIONAL D'HYGIÈNE
ET DE DÉMOGRAPHIE. — LONDRES, 10-17 AOUT 1891

PAR LE

Dr ÉMILE-R. CONI

Lauréat de l'Académie de médecine de Paris et de la Faculté de médecine de Buénos-Ayres;
membre honoraire du « Circulo médico argentino »; membre correspondant de plusieurs sociétés scientifiques;
directeur des *Anales del departamento nacional de higiene*, etc., etc.

PARIS

LIBRAIRIE MÉDICALE DE O. BERTHIER

104, BOULEVARD SAINT-GERMAIN

1891

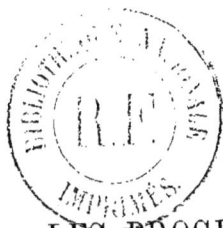

LES PROGRÈS DE L'HYGIÈNE PUBLIQUE

DANS LA RÉPUBLIQUE ARGENTINE

CONSEIL NATIONAL D'HYGIÈNE

BUÉNOS-AYRES

LES PROGRÈS

DE

L'HYGIÈNE PUBLIQUE

DANS LA RÉPUBLIQUE ARGENTINE

RAPPORT PRÉSENTÉ AU SEPTIÈME CONGRÈS INTERNATIONAL D'HYGIÈNE

ET DE DÉMOGRAPHIE. — LONDRES, 10-17 AOUT 1891

PAR LE

Dr ÉMILE-R. CONI

Lauréat de l'Académie de médecine de Paris et de la Faculté de médecine de Buénos-Ayres;
membre honoraire du « Circulo médico argentino »; membre correspondant de plusieurs sociétés scientifiques;
directeur des *Anales del departamento nacional de higiene*, etc., etc.

PARIS

LIBRAIRIE MÉDICALE DE O. BERTHIER

104, BOULEVARD SAINT-GERMAIN

1891

Monsieur le président,

Messieurs :

Nous avons eu l'occasion, il y a environ quatre ans, de présenter au sixième Congrès international d'hygiène réuni à Vienne en 1887, un livre intitulé : *Progrès de l'hygiène dans la République Argentine* [1], qui reçut un bienveillant accueil de la part de ses membres.

Cédant aux instances de notre excellent ami, le Dr Udaondo qui nous priait de vouloir bien représenter dans cette savante assemblée, le Conseil national d'hygiène, dont il est le président, il a été arrêté qu'une exposition des publications hygiéniques et médicales les plus récentes de la République Argentine serait faite, et qu'un rapport énumérant les progrès réalisés par l'hygiène et la

[1] Publié chez J.-B. Baillière fils, libraires-éditeurs, 19, rue Hautefeuille, Paris 1887. — In 8° de 266 pages.

science sanitaire pendant ces quatre dernières années serait présenté.

Ce court résumé démontrera aux honorables membres du Congrès, que la République s'est sérieusement occupée d'améliorer ses services hygiéniques, suivant pas à pas les progrès réalisés par les nations les plus avancées. En un mot, ce rapport pourra être considéré comme le complément du livre présenté au Congrès de Vienne et pour simplifier le travail nous en adopterons le plan et l'ordre.

LES PROGRÈS DE L'HYGIÈNE PUBLIQUE

DANS LA RÉPUBLIQUE ARGENTINE

I

HYGIÈNE INFANTILE

PROTECTION ET ASSISTANCE DE L'ENFANCE

Plusieurs des membres qui ont assisté au Congrès de Vienne ont reçu un exemplaire de notre livre: *Hygiène infantile. Causes de la morbidité et de la mortalité de la première enfance à Buénos-Ayres*, ouvrage honoré d'une médaille d'argent par l'Académie de médecine de Paris, et du prix Rawson à la Faculté de Médecine de Buénos-Ayres.

Depuis la publication de ce livre, il n'en a paru aucun qui traite, avec plus d'extension et de données statistiques, les intéressantes questions de l'hygiène infantile.

Au mois de décembre 1890, l'Intendance municipale se préoccupant avec raison, de la mortalité infantile, nomma une commission chargée d'étudier les moyens de la diminuer, et d'indiquer les mesures à prendre pour l'assistance et la protection de l'enfance.

Après s'être constituée, ladite commission adopta le plan des travaux qui nous avait été confié, et autorisa la publication d'un livre contenant les études faites à ce sujet.

Comme il s'agit d'un ouvrage d'incontestable utilité, voici à grands traits les matières qu'il embrassera :

Dans le premier chapitre, dont M. Martinez, directeur du Bureau de statistique municipale, a été chargé, se trouvent les

statistiques de la natalité, de la mortalité et de la morti-natalité
de la capitale de la République, ainsi que celle de l'asile des
enfants trouvés *(Casa de Expósitos)*, depuis sa fondation jusqu'à ce jour, afin d'apprécier les résultats de l'abandon des
enfants.

Le deuxième chapitre, rédigé par le président de la commission, Dr Coni, traite de l'étiologie des principales maladies des
enfants, surtout de celles qui influent sur la mortalité. Cette étude est basée sur seize années de statistique complète (1875-90).

Dans le troisième chapitre, confié au Dr Ramirez, directeur
de l'Assistance publique, toutes les questions appartenant à la
légitimité, aux habitations ouvrières, à la prophylaxie des maladies contagieuses, à la vaccination obligatoire, à la prophylaxie
publique de la syphilis, à la diffusion des préceptes d'hygiène, en
un mot, toutes les mesures générales de nature à protéger l'enfance,
sont examinées dans leurs rapports avec l'hygiène infantile.

Le quatrième chapitre, aux soins du Dr Penna, directeur de
la *Casa de Aislamiento* (hôpital d'isolement), envisage la protection indirecte des enfants par la protection des mères. Cette
partie traite de la femme dans l'industrie, question du plus grand
intérêt, parce qu'il n'existe aucun règlement à ce sujet dans
notre pays ; et, étant donné le développement toujours croissant
des industries, l'intervention de l'autorité devient indispensable
pour surveiller et garantir la santé des femmes qui y sont employées. Ce chapitre s'occupe également de la protection des
femmes pauvres ou ouvrières, des asiles de maternité, des maisons particulières d'accouchement, etc.

Les docteurs Podestá et Piñero, membres du Conseil national d'hygiène, s'occupent dans le cinquième chapitre, de la
protection directe des enfants, de ceux qui vivent dans les
conventillos et dans les maisons d'*inquilinato* (logements de
pauvres), des formules qui doivent accompagner les décla-
rations de naissance, de la Société centrale de protection de
l'enfance, des crèches, des asiles maternels et jardins d'enfants,
de l'inspection de l'allaitement, des concours d'enfants, des enfants trouvés, des asiles et instituts divers, des écoles d'enfants
idiots, imbéciles, arriérés, etc.

Enfin, le sixième et dernier chapitre, rédigé par le Dr Súnico, secrétaire de la commission, considère la protection des enfants dans l'école et dans l'industrie, ainsi que la tutelle des enfants maltraités ou en danger moral. L'hygiène scolaire y est étudiée, et une réglementation, qui n'avait pas été faite jusqu'à ce jour, concernant les enfants occupés dans les industries, y est proposée. Enfin, la nécessité de créer des sociétés de protection des enfants maltraités ou en danger moral est indiquée dans l'ouvrage, selon l'exemple déjà donné par les principales nations.

L'apparition de ce livre dont nous avons esquissé rapidement le contenu, est destiné à éveiller le plus grand intérêt dans notre pays. Les révélations généralement ignorées qu'il contient, fixeront l'attention du public, des autorités municipales et sanitaires, et, nous ne doutons pas qu'elles serviront de stimulant pour mettre en pratique les sages mesures conseillées par la commission.

Après avoir examiné attentivement toutes les questions relatives à l'hygiène infantile, ladite commission propose la création d'un service spécial, annexe à l'Assistance publique, qui, sous le nom de « Patronage et assistance de l'enfance », exercera son action depuis la naissance de l'enfant jusqu'à son séjour à l'école, sur l'enfant abandonné, sur l'enfant employé dans l'industrie, et, en un mot, sur tous ceux qui ont besoin d'appui et de protection.

Comme on le voit, la nouvelle institution dont la création est indiquée, embrassera une sphère étendue. Nous ne doutons pas qu'elle ne recueille d'heureux résultats.

Il n'est donc pas question d'une organisation identique à celle qui en France, a été créée par la loi Roussel, c'est-à-dire de protection à la première enfance. Il y a quelque chose de plus dans notre projet : la surveillance de l'enfant depuis le berceau jusqu'à l'adolescence, pour réduire, dans la mesure du possible, non seulement ses maladies et ses causes de mortalité, mais encore pour le placer dans les meilleures conditions, afin d'affronter plus tard la lutte de l'existence.

Ceci ne veut pas dire que l'institution projetée, se propose d'enlever leur raison d'être aux sociétés privées de bienfaisance existant déjà, pour se substituer à leur action charitable. Assu-

rément non. Par l'esprit qui l'anime, elle s'appliquera à grou-
per, à réunir les nobles efforts de toutes ces associations, en vue
d'assurer une action unique, à laquelle l'État ne refuserait pas
son concours. La commission de l'enfance est pleinement con-
vaincue que ses projets n'auront une réalisation convenable
qu'avec l'appui du peuple, et c'est à lui principalement qu'elle
dédie le fruit de ses études et de ses recherches.

ASILES DES ENFANTS TROUVÉS. SUPPRESSION DU TOUR

La question du tour, tant débattue en Europe, où elle a servi
cette année de thème d'actualité dans plusieurs séances de l'Académie de médecine de Paris, nous a préoccupé également, mais
pour d'autres causes.

La *Casa de Expósitos* (asile des enfants trouvés) de Buénos-
Ayres a été fondée en 1774, et le tour fut ouvert au public le
7 août 1779.

Par décret du 17 avril 1838, le tyran Rosas supprima cet établissement par suite du manque de ressources, et fit distribuer
les enfants dans les familles qui voulurent bien les accepter.
Cette suppression cessa en 1852, époque à laquelle il fut organisé de nouveau, et depuis lors le tour n'a cessé de fonctionner
sous la direction de la Société de bienfaisance.

Comme pendant la fermeture de l'asile ordonnée par Rosas,
il n'a pas été dressé de statistique dans la ville, il n'est pas
possible de déduire si cette mesure produisit ou non une aug-
mentation réelle dans le nombre des infanticides et dans l'abandon des enfants.

Dans le courant de cette année, et à propos de la crise que
traverse le pays, le gouvernement national, sur l'indication d'une
commission spéciale, présidée par le Dr Udaondo, du Conseil
national d'hygiène, et sur l'avis de la Société de bienfaisance
elle-même, résolut de fermer le tour à partir du 15 avril, et
d'installer à sa place un bureau de réception libre, sous la
garantie du secret le plus absolu. La direction en fut confiée à

des personnes qui, par leur moralité et leurs aptitudes, réunissaient les conditions requises pour remplir une tâche aussi délicate.

Il n'est pas possible à l'heure actuelle d'avancer quoique ce soit sur les résultats d'une semblable mesure. Après quelques années seulement la statistique pourra démontrer si elle est ou non justifiée. Mais elle était nécessaire, car le grand nombre d'enfants remis aux nourrices par la Société de bienfaisance, plaçait celle-ci dans le cas de ne pouvoir subvenir aux frais considérables occasionnés par plus de 1700 enfants secourus.

Dans la nouvelle organisation de l'asile des enfants trouvés proposée par ladite commission et approuvée par le gouvernement le 24 avril dernier, se rencontrent plusieurs modifications offrant un intérêt particulier au point de vue de l'hygiène infantile.

L'asile a été divisé en deux sections : l'hospice et l'hôpital des enfants trouvés, fonctionnant sous l'administration de la Société de bienfaisance. En procédant ainsi, on ne continuera pas à confondre dans des services communs jusqu'à un certain point, des enfants affectés de maladies qui, par leur nature et leur gravité, exigent impérieusement leur séparation des autres.

Le règlement adopté contient une modification également importante, celle qui a trait au pesage des enfants. Désormais, ceux-ci seront pesés à leur entrée dans l'asile et avant l'examen médical ; le poids sera annoté sur un registre tenu dans un bureau spécial, avec l'âge, le sexe, etc., et ces renseignements, minutieusement pris et transportés sur un bulletin, accompagneront l'enfant dans la salle qui lui sera destinée.

Les nourrissons internes seront pesés une fois par semaine, ou plus souvent si les circonstances l'exigent, et les externes le seront avant d'être remis aux nourrices ; celles-ci devant les ramener le jour de la semaine désigné pour la vérification du pesage. Cette mesure est rigoureusement obligatoire.

Il entrera dans les devoirs de l'employé, de faire figurer le poids des enfants dans les bulletins de morbidité existant au chevet du lit des malades, pour compléter l'observation clinique.

Les inspecteurs de l'asile ont été chargés de faire appliquer la disposition se référant au pesage hebdomadaire des enfants qui sont entre les mains des nourrices externes.

Afin d'obtenir des résultats satisfaisants, nous avons recommandé, pour les employés chargés de cette mission, le *Guide pratique des pesages pendant les deux premières années à l'usage des médecins inspecteurs*, par le Dr Sutils, Paris, 1889, opuscule auquel un atlas est joint.

Enfin, le nouveau règlement de l'asile des enfants trouvés, prescrit le régime à suivre pour l'alimentation des enfants, selon leur âge. Nous ne doutons pas que les mesures prises par la commission spéciale, d'accord avec la Société de bienfaisance, n'atteignent bientôt leur but.

II

HYGIÈNE SCOLAIRE

Le premier essai d'inspection hygiénique et médicale des écoles a été réalisé, dans la capitale, en 1881, sur l'initiative et sous la direction de l'auteur du présent rapport.

L'inspection fut établie dans quinze écoles d'un district, selon les indications de notre savant ami, le Dr Janssens, directeur du Bureau d'hygiène de Bruxelles. On distribua également au personnel enseignant, la traduction de la brochure du Dr Delpech : *Premiers symptômes des maladies contagieuses qui peuvent attaquer les enfants des salles d'asiles et des écoles primaires*, afin de leur permettre d'acquérir les connaissances nécessaires pour préserver les enfants d'affections contagieuses. Les directeurs et professeurs furent tenus d'assister aussi à une série de conférences sur l'hygiène scolaire. Enfin, la médecine préventive fut établie, imitant en tout les dispositions en vigueur à Bruxelles. Un oculiste distingué, le Dr Roberts, compléta le service hygiénique scolaire en examinant les yeux des enfants de divers districts de la capitale.

Les frais de l'inspection hygiénique et médicale dont nous venons de parler, furent couverts par les membres de la commission scolaire du district; mais celle-ci ayant compris que le Conseil général d'éducation avait mal accueilli sa réforme, présenta collectivement sa démission. Ce service destiné à produire tant de bénéfices dans la population scolaire de la capitale disparut alors.

Il s'écoula peu d'années, néanmoins, avant que la réforme ne s'imposât d'elle-même, car la loi de l'éducation commune sanctionnée en 1884, prescrivit dans son article 13 *l'inspection hygiénique et médicale des écoles obligatoire*.

Au mois de février 1886, le Conseil général d'éducation nomma, pour la première fois, deux médecins chargés de surveiller les écoles. En ce moment, le corps médical scolaire se compose de trois médecins, de trois étudiants et d'un secrétaire.

Sous l'intelligente direction du Dr Valdez, l'inspection hygiénique et médicale des écoles, a donné d'excellents résultats. Les écoles publiques et particulières sont visitées souvent; on ferme celles dans lesquelles se sont déclaré des maladies contagieuses; les enfants sont vaccinés et revaccinés, et il leur est délivré un certificat. En un mot, les médecins inspecteurs assistent le Conseil national d'éducation dans toutes les questions se rapportant à l'hygiène scolaire.

Pour éviter la propagation de certaines affections, principalement de la diphtérie, le Conseil municipal sanctionna, en 1888, une ordonnance par laquelle les enfants de toutes les écoles sont obligés de se munir d'un gobelet pour boire. La même disposition défend l'accès dans l'établissement d'enfants provenant de maisons où se trouvent des malades de variole ou de diphtérie. L'interdiction se prolonge pendant sept jours, après la convalescence ou le décès des malades, et les élèves atteints desdites maladies, ne peuvent retourner à l'école que deux semaines après avoir été déclarés convalescents.

Quant aux établissements d'instruction primaire et secondaire particuliers, le Ministère de l'instruction publique décida, au mois de décembre 1890, qu'aucun d'eux ne serait admis aux bénéfices de la loi sur la liberté de l'enseignement, sans qu'ils eussent été inspectés auparavant par le Conseil national d'hygiène, et qu'il fut prouvé que le local réunissait toutes les conditions exigées par l'hygiène.

L'exécution de ce décret a démontré depuis, qu'un grand nombre de maisons d'enseignement secondaire se trouvaient entrés mauvaises conditions hygiéniques, et les pénalités établies ont contraint un certain nombre de directeurs à changer de local ou à le modifier dans le sens indiqué par le médecin inspecteur.

Les dispositions que nous venons d'énumérer prouvent jusqu'à l'évidence, les progrès obtenus chez nous par l'hygiène scolaire. Le Conseil d'éducation et le Conseil d'hygiène s'occupent aujourd'hui de doter le service médical scolaire d'un oculiste chargé de l'examen des yeux des enfants, et pouvant introduire les modifications qui lui sembleraient utiles. Il suffir de rappeler, pour démontrer l'utilité de cette dernière création que les écoles publiques et privées de la capitale, sont fréquen tées par plus de 50,000 enfants.

II

HYGIÈNE ALIMENTAIRE

LABORATOIRE MUNICIPAL DE CHIMIE

Par ordonnance municipale du 2 janvier 1875, la création d'un laboratoire chimique fut décidée et ses attributions fixées. Ce nouveau service ne fonctionna que peu de temps, et nous ignorons les motifs pour lesquels il fut supprimé.

En 1881, sur l'initiative de deux membres de sa commission d'hygiène [1], le Conseil municipal rétablit le laboratoire, plaçant

[1] Les docteurs Parodi et Coni.

à sa tête un des chimistes les plus distingués du pays, notre ami, le Dr P. N. Arata.

Ce fut seulement au mois de septembre 1883, que les ordonnances spécifiant ses attributions furent sanctionnées, et au mois de novembre de la même année que son règlement fut approuvé.

L'article premier de l'ordonnance de 1883, dit : « Il est créé un laboratoire municipal de chimie, chargé de la surveillance des denrées alimentaires, de la vérification de la pureté des eaux destinées à la consommation et de l'inspection des établissements et industries incommodes et insalubres. Il devra adresser un rapport à la municipalité sur toutes les questions exigeant des connaissances chimiques ».

L'article 13, paragraphe 1er, du règlement, établit que: « Tout habitant du municipe, a le droit de déposer dans le local de la commission d'hygiène de son quartier, ou au laboratoire même, les échantillons des denrées alimentaires qu'il veut faire analyser, en déclarant leur nature, leur prix, le nom du vendeur et son domicile, ainsi que les siens. Il recevra en échange un reçu de l'échantillon et l'indication du jour où il pourra le retirer. Conformément aux prescriptions de l'ordonnance, cette analyse sera gratuite ».

Nous reproduisons le texte de ces deux articles, pour faire connaître le but qui a présidé à l'organisation du laboratoire. Le lecteur qui désire l'étudier dans son fonctionnement complet, ou prendre connaissance des dispositions relatives à l'hygiène alimentaire, devra consulter nos deux livres: *Progrès de l'hygiène dans la République Argentine,* Paris, 1887, et le *Código de higiene y medicina legal para la República Argentina,* Buénos-Ayres, 1891.

Le laboratoire se borna à l'inspection des denrées alimentaires jusqu'en 1887, époque à laquelle le Conseil municipal lui annexa un service spécial pour l'inspection des abattoirs, des marchés, des laiteries et des établissements de vente d'articles alimentaires. Le personnel de ce service, se compose de vétérinaires diplomés.

C'est en calquant les règlements, l'organisation et les autres dispositions qui régissent le laboratoire, qu'il s'en est établi de semblables à La Plata, à Rosario, à Tucuman, à Mendoza, à Córdoba, à Corrientes et à Salta et qu'il est question d'en organiser de nouveaux à San Juan, à l'Entre-Rios et à Rio Cuarto.

Au laboratoire chimique de Buénos-Ayres, le premier de l'Amérique du Sud, revient l'honneur d'avoir été l'organisateur d'une inspection sérieuse des aliments, inconnue jusqu'alors dans ce continent. Il a été pris également comme modèle par ceux qui se sont créés ensuite ; ses statuts ont été adoptés dans toute la République, et sollicités mêmes par les pays limitrophes, comme l'état Oriental de l'Uruguay, le Chili et le Brésil même.

Le laboratoire de Buénos-Ayres est pourvu de tous les éléments nécessaires ; et l'on peut dire qu'il s'est élevé à la hauteur des plus réputés en Europe, car il possède les nouveaux instruments bactériologiques et chimiques.

Une section du laboratoire a été destinée aux études d'hygiène expérimentale, dont l'initiative revient au Dr Arata. Un chimiste distingué, M. Gelzer, est à la tête de ce service. (Voir *Institut d'Hygiène.*)

Il convient de faire remarquer que le laboratoire couvre largement ses frais, grâce aux amendes appliquées aux infracteurs de ses dispositions sur l'hygiène alimentaire. C'est l'unique exemple, dans le monde entier, d'un laboratoire municipal faisant face à ses dépenses, avec excédant. L'existence de ces institutions bien que considérées, en effet, comme services hygiéniques de nécessité absolue, entraîne habituellement une charge onéreuse pour le trésor des municipalités.

Les inspecteurs du laboratoire exercent une surveillance active sur toutes les substances alimentaires, surtout sur les boissons, le lait, etc. En ce qui concerne ce dernier, l'inspection se fait jusque sur la voie publique ; avec le concours d'agents de police, les vendeurs ambulants sont conduits dans les commissariats, où des employés du laboratoire analysent le lait au moyen du densimètre de Quévenne et du lactoscope de Fraser et inutilisent celui qui est impropre à la consommation.

Mais où l'influence du laboratoire se fait sentir d'une manière décisive, c'est sur la fabrication des vins. Dans le courant de

cette année, et par suite de la crise, l'élaboration artificielle de
cette catégorie de boissons a pris un développement considérable. On compte de nombreux cas, où des négociants peu scru-
puleux ont eu leurs vins, déclarés *mauvais dangereux* et inutilisés en quantités par le Bureau chimique municipal.

Le lecteur pourra apprécier l'importance de l'inspection des
substances alimentaires, en consultant les statistiques contenues
dans les rapports de ce service, et dont plusieurs exemplaires figurent dans l'exposition du Congrès.

Dès l'apparition du choléra, au commencement de novembre 1886, le laboratoire se mit en mesure de fournir les désinfectants nécessaires aux autorités municipales.

A cet effet, on fit des installations à l'hôpital Saint-Roch, et
deux employés du laboratoire commencèrent à préparer la solution désinfectante, d'après une formule du Dr Arata.

La couperose existant sur place ayant été bientôt épuisée et le
bichlorure de mercure étant venu à manquer totalement, le laboratoire prépara alors le chlorure de zinc et le bichlorure de mercure, en faisant main-basse sur les éléments qui se trouvaient
en ville. Le choléra ayant envahi les provinces de la République,
il put envoyer sur tous les points les désinfectants demandés.

Nous avons dit plus haut que le laboratoire avait un service
de vétérinaires pour inspecter les abattoirs, les marchés, les bou-
cheries, les laiteries, etc. Comme l'inspection des viandes dans
les abattoirs n'est soumise à aucune réglementation, nous avons
formulé un projet que le numéro du mois de janvier des *Anales del Departamento de Higiene* a publié et que le Conseil municipal va examiner incessamment, grâce aux bons offices du
Dr Arata. La dite réglementation a été calquée sur celles que les
principales capitales européennes ont en vigueur, et dispose for-
mellement et conformément aux résolutions du Congrès international de médecine vétérinaire réuni à Paris en 1889, que les
viandes provenant d'animaux tuberculeux, mammifères et oiseaux, *quels que soient le degré de tuberculose* et les qualités
apparentes de la viande, seront éliminées de la consommation
de l'homme et des animaux.

Le projet dont nous parlons contient également un grand

2

nombre de dispositions basées sur les récents progrès de la bactériologie et de la médecine vétérinaire.

Il est à désirer pour la capitale de la République que le Conseil municipal, s'inspirant des véritables exigences de la santé publique, accorde à son laboratoire chimique un appui plus efficace encore, en augmentant son personnel, afin de permettre à l'inspection des denrées alimentaires d'atteindre un degré plus grand de perfection.

IV

HYGIÈNE INDUSTRIELLE

Pays nouveau, dont la richesse consiste surtout dans l'agriculture et l'élevage, la République voit chaque jour ses industries acquérir un développement plus considérable à mesure qu'il s'en crée de nouvelles.

De là vient la nécessité de les soumettre graduellement aux prescriptions d'une hygiène spéciale, qui tout en protégeant la santé des populations en général, veille aussi au personnel qu'elles occupent.

Notre législation sanitaire contient peu de chose ou plutôt n'enregistre que quelques dispositions au sujet de l'hygiène industrielle, et c'est en vue de combler cette lacune que le Dr Arata et l'auteur de ce rapport, se proposent d'étudier spécialement les industries du pays, afin de soumettre à une réglementation convenable celles qui entrent dans les catégories d'incommodes, d'insalubres ou dangereuses.

La fabrication des allumettes-bougies a pris un grand développement dans la capitale de la République Argentine. Les ouvriers, particulièrement les femmes et les enfants, y sont employés en grand nombre. Il est donc indispensable que les autorités sanitaires interviennent dans ces établissements et autres, où une foule de causes peuvent nuire à la santé de leur personnel

Le travail que nous allons entreprendre avec le concours du Dr Arata, aura donc son objet en établissant d'abord un projet de loi sur le travail des femmes et des enfants dans les fabriques ou manufactures, à l'exemple de ce qui existe dans toutes les nations d'Europe.

Les *saladeros* [1], les tanneries, etc., et tous les établissements élaborant des matières animales, doivent être des sujets d'études sérieuses.

Dans certaines provinces de la République où la canne à sucre et le riz sont cultivés, l'intervention des autorités sanitaires devient urgente. Par leurs mesures hygiéniques elles arriveront à supprimer ou à réduire les ravages des fièvres paludéennes, qui constituent un véritable fléau.

A propos de cette intéressante question nous ne pouvons que recommander à l'attention du Congrès le travail récent du docteur Eliseo Canton, intitulé : *Le paludisme et sa géographie médicale dans la République Argentine,* qui a été honoré d'une médaille d'or au concours national de médecine, organisé cette année par le Cercle médical argentin.

L'auteur étudie, avec une parfaite connaissance de son sujet, toutes les questions se rapportant à la prophylaxie du paludisme et nous espérons que ses indications seront prises en considération dans les provinces de Salta, de Tucuman, de Jujuy, de Catamarca et de la Rioja, celles qui constituent précisément la zone palustre de la République.

V

HYGIÈNE MILITAIRE ET NAVALE

Il nous est agréable de constater ici que les corps de santé de l'armée et de la marine, à la tête desquels sont les docteurs Da-

---

[1] Etablissements de viandes salées pour l'exportation.

mianoviche et Mallo, se sont préoccupés, pendant ces dernières années, d'introduire dans leurs services toutes les améliorations conseillées par l'hygiène moderne.

Dès le commencement de cette année, le corps de santé militaire a commencé la publication d'un bulletin de santé pour répandre dans l'armée, les connaissances relatives à l'hygiène et pour organiser un service sanitaire à la hauteur de nos progrès.

Pour de plus amples informations, nous renvoyons le lecteur à notre livre *Progrès de l'hygiène dans la République Argentine.*

VI

APPROVISIONNEMENT D'EAU. — EGOUTS

Le règlement pour le service des égouts et de l'approvisionnement d'eau, approuvé par le gouvernement national en 1887, prescrit dans son article premier que le service des égouts et de distribution d'eau est obligatoire dans la capitale de la République pour tout immeuble habité ou inhabité, compris dans le périmètre des travaux d'assainissement, sanctionné par la loi du 14 janvier 1882.

Malheureusement, il n'a pas été possible d'assurer jusqu'à ce jour l'accomplissement entier d'une disposition hygiénique aussi excellente, car le nombre des maisons situées dans le rayon des travaux d'égouts (les districts de la Boca et de Barracas compris) s'élevant à 37,248, selon le recensement effectué par la commission nommée par le gouvernement en 1889, il n'y en avait que 22,132 au 31 mai de cette année payant le service de l'eau.

Il résulte donc que sur les 37,248 maisons du municipe de la capitale, 15,116 ne jouissent pas encore des bénéfices de la distribution des eaux publiques et cette lacune, comme on le comprendra facilement, est d'une grande importance au point de vue sanitaire.

La consommation de l'eau publique pendant l'année 1889

donne une moyenne mensuelle de 106 litres par habitant. En 1890, cette moyenne est de 142, et dans les cinq premiers mois de cette année de 194 litres. Ces chiffres donnent une idée des progrès réalisés par Buénos-Ayres, sous le rapport de la salubrité.

La laboratoire municipal pratique tous les quinze jours l'analyse chimique des eaux destinées à la consommation et l'analyse bactériologique plusieurs fois par mois (Voir : *Laboratoire chimique municipal*, chap. III).

Comme la capitale de la République emploie l'eau du Rio de la Plata [1], les autorités sanitaires n'ont cessé depuis longtemps d'établir des dispositions tendant à empêcher la contamination des eaux du fleuve, soit en prohibant la jetée des résidus liquides ou solides dans le Riachuelo, soit en interdisant le lavage du linge sur les bords de la rivière, etc.

Le Conseil national d'hygiène ayant appris que les travaux d'égouts de Rosario [2] s'exécutaient avec la pensée de faire déverser les eaux-vannes dans la rivière Paraná, adopta les conclusions du rapport d'une commission de trois de ses membres, d'après lesquelles ledit écoulement devait être interdit sous peine de voir s'altérer sensiblement la composition de l'eau du Rio de la Plata, dont la capitale de la République s'approvisionne.

Le Congrès fut dont saisi par le Conseil national d'hygiène, d'un projet [3] où le premier et principal article spécifie : « Dès la promulgation de la présente loi, il est absolument interdit à toute ville, village, hameau situé sur le littoral ou dans les environs des rivières de la République d'y jeter les eaux-vannes, si les populations se servent de leurs eaux pour la consommation ».

Dans l'une des dernières séances du Congrès de 1890, un de ses membres, le Dr Novaro, médecin distingué, soumit à l'approbation de ses collègues un projet exprimant les mêmes fins que celui du Conseil d'hygiène. En voici le texte : « Art. 1er. —

---

[1] Voir *Progrès de l'hygiène dans la République Argentine*, par le docteur Coni, page 104.

[2] Ville de la province de Santa Fé, située sur le Paraná, l'un des affluents du Rio de la Plata.

[3] Voir le *Código de higiene y medicina legal*, par le Dr Coni, page 64.

Les eaux-vannes des villes et les résidus malsains des établissements industriels, ne pourront être jetés dans les rivières de la
République sans avoir été purifiés au préalable. — Art. 2. — Le
pouvoir exécutif devra réglementer cette loi ».

Ce projet, sanctionné par la chambre des députés, est actuellement au sénat, qui, nous n'en doutons pas, lui accordera son
approbation.

A propos de ce projet de loi, nous avons signalé aux autorités
sanitaires la nécessité de l'amplifier dans le sens des proposi-
tions adoptées par le Congrès international d'hygiène, ouvert à
Paris du 4 au 11 août 1889.

On doit se rappeler que l'une d'elles prohibe l'introduction de
résidus nuisibles ou dangereux dans les couches d'eau souterraines, et qu'une autre prescrit l'irrigation méthodique, avec
utilisation agricole, qui constitue le meilleur moyen d'exploiter
les propriétés que le sol offre pour l'assainissement.

Quand, il y a plus de vingt ans, on voulut construire dans
la ville de Buénos-Ayres un système de canalisation pour l'éloignement de ses immondices, on discuta longuement les divers
moyens connus jusqu'alors et l'on résolut de jeter les eaux-vannes
dans le fleuve Rio de la Plata en aval et à une assez grande distance pour être transportées en peu de temps à la mer par les
courants [1].

Jusqu'à présent, une partie du réseau total des égouts fonc-
tionne seulement. Suivant les derniers renseignements connus
au 31 mai de cette année, 3302 maisons étaient en communication avec les égouts. Les eaux-vannes projetées dans le fleuve
pendant le même mois ne s'élevaient pas à moins de 426,758 ki-
lolitres.

Le déversement des égouts dans le fleuve a empêché la ville
de La Plata, capitale de la province de Buénos-Ayres et situé en
aval sur le même fleuve, d'y puiser son approvisionnement.
Elle s'est donc vue obligée d'utiliser les eaux de la seconde
nappe souterraine parce que le dégorgement des égouts de la

----

[1] Les travaux de canalisation des égouts de Buénos-Ayres sont détaillés
dans notre livre *Progrès de l'hygiène dans la République Argentine* déjà
cité.

ville de Buénos-Ayres a lieu à la hauteur du village de Quilmes, c'est-à-dire, à moitié chemin des deux cités.

Cet inconvénient, ainsi que ceux qui pourraient subvenir plus tard peut-être, au moment de l'entier fonctionnement du réseau des égouts de la capitale, obligeront les autorités sanitaires à étudier la question de l'épandage dans les terrains situés aux alentours. L'expérience d'importantes capitales européennes parle du reste en faveur de ce système.

Afin d'éviter la contamination des eaux des rivières et ruisseaux de la province de Buénos-Ayres, le pouvoir exécutif décréta vers la fin de l'année 1890 qu'à partir du 1er janvier 1891, défense absolue était faite aux distilleries ou établissements industriels d'y jeter des résidus capables de souiller les eaux des rivières, ruisseaux, lacs et puits absorbants [1].

Rosario est, après Buénos-Ayres, la seule ville du pays qui ait construit son réseau de canalisation pour l'enlèvement des immondices. Nous avons dit que la décision de ses autorités municipales pour le rejet des eaux-vannes dans la rivière Paraná, avait donné lieu à l'opposition énergique et parfaitement fondée du Conseil d'hygiène ; or, bien que la solution de cette question soit en suspens, il y a lieu de croire que le dernier mot des autorités tiendra surtout compte des intérêts sanitaires de la ville de Buénos-Ayres qu'une absurde pratique compromettrait sérieusement [2].

Par malheur, la plus grande partie des capitales de provinces possèdent un système d'approvisionnement d'eau absolument défectueux ; certaines même, sont desservies d'une façon primitive [3] qui maintient certaines maladies infectieuses à l'état endémique et occasionne le développement intense et épidémique de quelques autres. On en a eu la preuve quand le choléra a ra-

---

[1] Cette dernière disposition est d'accord avec ce qui a été résolu au Congrès international d'hygiène de Paris en 1889.

[2] Il appartient donc à la ville de Rosario, et nous ajouterons même qu'il ne lui reste d'autre ressource, que d'étudier et de s'en tenir à une méthode d'irrigation comme l'ont fait Paris, Berlin, etc.

[3] Quelques provinces ont des canaux à ciel ouvert qui traversent les centres de population et que les habitants désignent sous le nom de *acequias*.

vagé les provinces de Mendoza, de Tucuman, de Salta, etc.,
particulièrement en 1886-87. Il est certain que le système peu
parfait d'approvisionnement que nous critiquons, facilitera la propagation du choléra, de la fièvre typhoïde, de la dysenterie, etc.
Cet état de choses doit préoccuper sérieusement les conseils d'hygiène de ces régions, sous peine de voir se renouveler pendant
longtemps les ravages des maladies épidémiques.

VII

REVÊTEMENT DES CHAUSSÉES. — ENTRETIEN
DE LA VILLE

La ville de Buénos-Ayres a réalisé dans ces dernières années
de grands progrès dans le revêtement des chaussées.

Parmi les divers systèmes employés, figure en première ligne,
comme étant le plus ancien, l'empierrement *(empedrado comun)*
composé de pierres brutes, de formes irrégulières et qui au bout
de quelque temps s'affaissent en produisant des flaches profondes,
dues principalement au peu de résistance du sous-sol, à son re-
maniement continuel et à la grande circulation.

Vient ensuite le pavage de granit *(adoquinado)* de forme ré-
gulière qui se construit de deux manières : système anglais et
système du pays. Ce pavage tend chaque jour à remplacer l'empierrement dont nous avons parlé.

Dans les rues les plus éloignées du centre, on a employé le revêtement mixte *(empedrado mixto)*, qui a donné jusqu'à présent d'assez bons résultats. Il consiste à placer dans les rues deux
lignes parallèles de pierre granitique, d'une largeur et d'une
épaisseur calculées pour que les roues des véhicules puissent
circuler librement. Sur les boulevards, il a été établi de façon à
constituer deux routes, facilitant ainsi la circulation des voitures.

Le macadamisage a été appliqué aux boulevards qui font com-
muniquer la capitale avec les villages des alentours.

Nous allons, maintenant, dire quelque mots du pavage en bois.

Essayé depuis longtemps et à diverses reprises, le résultat a été contraire aux espérances fondées, probablement à cause de l'imperfection des matériaux ou de la pose. Aujourd'hui, nous avons plusieurs rues pavées par une société française (Société franco-argentine) qui emploie les procédés en usage à Paris et à Londres et le succès, comme dans ces capitales, ne peut être plus complet. Néanmoins, son prix exagéré sera toujours un obstacle pour être entièrement adopté, ce qui limitera ce mode de pavage aux rues principales.

L'entretien de la ville de Buénos-Ayres se fait à peu de différence près comme nous l'avons décrit dans notre livre *Progrès de l'hygiène dans la République Argentine*, page 137.

Les immondices sont toujours brûlés aux environs sans que personne ait cherché à obtenir les résidus végétaux et animaux pour les appliquer à l'agriculture. Combien de matières qui pourraient fertiliser la terre et qui demandent d'énormes sommes pour leur inutilisation !

Quant au balayage et à l'enlèvement des boues des rues, nous devons signaler des modifications utiles introduites dans ces derniers temps. Pour le balayage, on emploie des balayeurs dans certaines rues, et dans d'autres, les machines balayeuses en usage à Paris, Londres, etc., fonctionnant pendant la nuit. L'enlèvement des boues s'effectue par des moyens identiques à ceux des grandes capitales.

VIII

HABITATIONS OUVRIÈRES. — LAVOIRS PUBLICS

Le développement prodigieux de la population de la capitale a contribué puissamment à multiplier les habitations insalubres, désignées sous le nom de *conventillos* et de maisons de *inquilinato*. Ces habitations occupées par la classe ouvrière et prolétaire, sont en général malsaines et impropres de tout point à remplir leur objet. Les propriétaires ont retiré et retirent encore un profit immense, en couvrant leurs terrains de constructions en bois, faites avec la plus grande économie possible, et dont les bénéfices sont véritablement usuraires.

Cet état de choses a vivement alarmé les habitants, car l'expérience a démontré que ces maisons sont de vrais foyers d'infections, dans lesquelles les maladies infecto-contagieuses se développent à l'aise.

En 1883, M. Alvear, intendant municipal, considérant que les *conventillos* dans lesquels habitent la cinquième partie de la population de la capitale, constituaient une menace perpétuelle pour la salubrité publique, formula un projet de construction de quatre cités ouvrières, selon les plans du bureau des travaux publics.

En 1884, le Conseil municipal autorisa l'Intendance à faire construire une cité ouvrière modèle, qui fut élevée dans le nord de la ville. Le lecteur en trouvera la description, accompagnée d'un plan, dans notre livre *Progrès de l'hygiène dans la République Argentine,* page 85.

Enfin, plusieurs entreprises particulières ont construit des maisons pour familles peu nombreuses, dans le but de satisfaire le bien-être de la classe ouvrière, ou des gens de ressources modestes.

Quant aux lavoirs publics, nous devons dire qu'il en existe depuis longtemps plusieurs, de propriété particulière, se chargeant du blanchissage et de sa distribution à domicile au moyen de voitures. Autrefois, la plus grande partie du linge était lavé sur le bord de la rivière dans des conditions absolument défectueuses.

Il s'est fondé dans ces dernières années, deux sociétés dans le but de créer des lavoirs publics sur divers points de la ville. Plusieurs établissements fonctionnent aujourd'hui et reçoivent les blanchisseuses qui, auparavant, se rendaient au bord de la rivière. Dans quelques-uns existent des écoles pour leurs enfants, qui les fréquentent pendant que les mères travaillent : des étuves de désinfection ont été installées dans ces lavoirs.

IX

CIMETIÈRES. — CRÉMATION

Dans notre livre déjà cité sur les progrès de l'hygiène (page 150), nous avons décrit les cimetières de la ville de Buénos-Ayres et fait ressortir spécialement les avantages hygiéniques de celui de *La Chacarita*, par son éloignement du centre de la population et le plan bien compris qui a présidé à sa création. Cette nécropole réalise parfaitement les exigences de l'hygiène moderne et il est à désirer que l'ordonnance municipale du 23 décembre 1886, ordonnant la fermeture des deux cimetières intra-urbains (cimetières du nord et des dissidents) soit rigoureusement observée.

La première crémation pratiquée dans la République Argentine eut lieu le 26 décembre 1884.

Une ordonnance municipale du 7 avril 1886, prescrit dans son article 5 la construction dans le cimetière général, d'un four crématoire avec ses dépendances, selon les progrès modernes ; et dans son article 6, que les cadavres des victimes de maladies infectieuses seront incinérés sans exception, de même que les détritus des salles d'autopsies des hôpitaux et de l'amphithéâtre de l'Ecole de médecine. De plus, les cadavres dont les parents ou exécuteurs testamentaires solliciteraient l'incinération, pourraient également l'être.

On voit, par ce qui précède, que le principe de la crémation facultative est établi, et qu'il n'est obligatoire que pendant les périodes épidémiques, et pour les victimes d'affections contagieuses.

Peu de temps après, les dispositions de ladite ordonnance reçurent leur première application.

Le choléra asiatique ayant fait son apparition en octobre 1886, l'Intendance municipale fit installer un four crématoire dans l'hôpital d'isolement, où les cadavres de cholériques furent brûlés, sauf quelques-uns réclamés par les familles.

Cette mesure s'étendit aussi aux victimes d'autres maladies contagieuses, de sorte que cette pratique s'est maintenue en vigueur jusqu'à ce jour.

Les formalités de la loi se remplissent avant de procéder à la crémation d'un cadavre. La vérification de la mort est toujours faite, et dès que l'incinération est terminée, un livre spécial de l'établissement en reçoit l'inscription.

Au début, l'opération avait lieu dans un four absolument primitif, mais satisfaisant parfaitement les nécessités des premiers temps. Plus tard, on construisit deux fours fonctionnant encore, et qui, s'ils ne réalisent pas l'idéal des constructions de cette espèce, sont suffisants et peuvent servir jusqu'à la conclusion du nouvel hôpital d'isolement.

Comme le nouveau cimetière de *La Chacarita*, d'après le plan adopté, doit avoir un four crématoire avec ses dépendances, il convient que le Conseil municipal règlemente la crémation, en tenant compte de ce qui se fait en Italie, en France, en Allemagne, etc.

Les points sur lesquels l'ordonnance devraient statuer seraient les suivants :

1º Toute incinération aura lieu sous la surveillance de l'autorité municipale ;

2º L'autorisation sera accordée par le bureau central de l'état civil, sur la présentation des documents ci-après :

a) Une demande écrite d'un membre de la famille ou de toute autre personne ayant mandat pour agir ;

b) Un certificat du médecin ayant assisté le défunt, confirmant que la mort est le résultat d'une cause naturelle ;

3º Le bureau central de l'état civil devra solliciter de la direction de l'Assistance publique, la désignation d'un médecin de section pour vérifier la cause du décès. Ce médecin donnera ensuite un certificat sur l'objet de sa mission, lequel sera ajouté aux pièces mentionnées plus haut ;

4º L'administration du cimetière tiendra un livre spécial, où figureront les actes d'incinération et l'autorisation requise ; il en donnera lecture aux personnes composant le cortège funèbre, qui pourront y apposer leur signature ;

5º Les cendres ne pourront être déposées, même à titre provisoire, que dans des lieux destinés à cet effet par l'autorité municipale ;

6º Les cendres ne pourront être transportées d'un endroit à un autre, ou retirées du cimetière, qu'en vertu d'un ordre légalement accordé par la municipalité.

Telles sont, à notre avis, les principales dispositions que la prochaine ordonnance relative à la crémation doit mentionner.

Pour démontrer l'importance que la crémation a acquise à Buénos-Ayres, il suffit de publier les chiffres suivants, qui représentent le total des incinérations pratiquées dès le commencement de son application, jusqu'au 1er juin de cette année :

1886 (novembre et décembre)...................	471
1887...	1003
1888...	1211
1889...	2108
1890...	2233
1891 (les cinq premiers mois)...................	604
TOTAL....................	7630

Nous ne croyons pas que l'Europe entière puisse offrir un chiffre d'incinérations égal à celui que Buénos-Ayres seule enregistre. Un total semblable prouve jusqu'à l'évidence que notre direction de l'Assistance publique est *incinératrice à outrance*.

Nous ne sommes pas, en principe, contraire à la crémation ; mais, en présence d'un texte d'ordonnance municipale, décidant dans son article 6, que « les cadavres des victimes de maladies infectieuses seront incinérés sans exception, » il n'appartient pas à l'hôpital d'isolement d'appliquer ce procédé pour les cadavres, qui ne sont pas réclamés par les parents ou amis, quelle que soit la cause du décès.

Il est donc question d'une crémation forcée qui n'existe dans aucune législation sanitaire, car les nations les plus avancées, n'admettent que l'incinération facultative, et quand elle est obligatoire, c'est lorsqu'il s'agit des dépouilles de cadavres provenant d'amphithéâtres, d'écoles anatomiques, et de quelques cas spéciaux.

Mais il y a plus, le Conseil municipal a établi la crémation facultative dans la même ordonnance, : « Les cadavres dont les parents ou exécuteurs testamentaires demanderont l'incinération, pourront être incinérés. » Eh bien, les adversaires de cette disposition contestent à l'autorité municipale, la faculté et le droit de sanctionner un article semblable, prétendant que sa promulgation rentre absolument dans les attributions du congrès national.

En nous exprimant comme nous venons de le faire, il n'entre pas dans notre idée de combattre la crémation. Au contraire, nous sommes l'un des fondateurs de la Société argentine de crémation, créée le 17 janvier 1887 ; nous avons rédigé le projet de règlement approuvé ultérieurement par l'association, lequel ne fut pas mis en vigueur, et depuis elle n'a plus donné signe de vie ; mais, avant tout, nous sommes partisans convaincus de la liberté et des droits du peuple, et nous considérons comme un abus le procédé employé par la direction de l'Assistance publique, lorsqu'elle incinère tous les cadavres qui tombent entre ses mains, sans exception, et dans les conditions exposées plus haut.

En outre, l'ordonnance précitée exige que *toutes les victimes* de maladies infectieuses soient incinérées *sans exception ;* la pratique démontre que l'application de cet article n'a lieu que pour la classe pauvre, celle qui est privée de ressources et d'influences, car l'Assistance publique se gardera bien de réclamer un diphtérique ou un varioleux appartenant à une famille riche.

Il existe, en outre, une ordonnance absurde prohibant le *dépôt* dans le cimetière du nord *(intra-muros)* des cadavres provenant d'affections contagieuses, et une grande partie de la population viole cette disposition en faisant modifier le diagnostic véritable du certificat médical, afin d'obtenir l'accès de ce cimetière. L'expression de *dépôt* aura certainement fixé l'attention du lecteur, mais elle est entièrement applicable. Chez nous, on pratique très peu, ce que l'on appelle communément *inhumation*, et c'est ainsi que dans le cimetière du nord, la presque totalité des cadavres placés dans des sépultures ouvertes, supportent la décomposition exclusivement aux dépens de l'air.

Ce rapport devant faire ressortir nos progrès en hygiène, nous ne devons pas taire non plus une erreur grave qui se commet chez nous, de temps immémorial: le défaut d'inhumation dans la majorité des cas, c'est-à-dire, que les cadavres ne sont pas enterrés, comme ils devraient l'être tous, selon l'usage européen.

Il est certain que si les inhumations se pratiquaient ainsi, dans le cimetière du nord, la salubrité publique ne courrait aucun danger. Sa fermeture s'impose donc, et il doit être remplacé par celui de *La Chacarita* qui satisfait toutes les conditions de l'hygiène.

Le lecteur trouvera dans le livre *Progrès de l'higiène dans la République Argentine*, le règlement et les autres pièces concercernant la Société argentine de crémation.

Quant à la crémation à La Plata, capitale de la province de Buénos-Ayres, nous devons dire qu'elle a été officiellement autorisée par le règlement du cimetière général de cette ville qui stipule :

Seront incinérés dans le four crématoire :

a) Les cadavres dont les familles l'exigent;

b) Les cadavres provenant d'hôpitaux, d'asiles, de prisons, etc. dont les parents sont inconnus ou qui ne sont pas réclamés dans les vingt-quatre heures du décès;

c) Les pauvres reconnus dont les familles ne s'y opposeront pas;

d) Les restes déposés dans les sépultures, trois mois après l'expiration du terme de la location, si le contrat n'a pas été renouvelé.

X

ASSISTANCE PUBLIQUE

C'est le 31 janvier 1883 que la création d'une institution portant le nom d'Assistance publique fut résolue dans la capitale.

A cette époque, l'administration du vaccin, l'hôpital général

(Saint-Roch), l'asile d'aliénés (hommes), l'hôpital d'isolement et l'assistance des malades à domicile dépendaient du nouveau service.

L'Assistance publique a étendu peu à peu sa sphère d'action et possède actuellement un laboratoire de bactériologie, un laboratoire de préparation et de conservation du vaccin anti-rabique, une administration de vaccin anti-variolique et une section d'hygiène dont l'objet est de surveiller spécialement l'hygiène des habitations, des établissements incommodes, insalubres et dangereux. A cet effet, des désinfecteurs sont attachés à ce service et il est possible qu'avant peu, un ou plusieurs établissements publics de désinfection seront intallés, munis d'étuves fixes et portatives en vue d'assurer une organisation complète dans le municipe.

L'inspection de la prostitution et le traitement des maladies qui en proviennent, dépendent également de l'Assistance publique qui a ouvert un dispensaire et un hôpital de maladies vénériennes (Sifilicomio). (Voir Prophylaxie publique de la syphilis, chapitre XIII).

A tous ces services on doit ajouter la création d'une salle d'urgence pour malades ou blessés, une salle de consultation gratuite, et un matériel complet d'ambulance, remisé dans le local même de la direction générale.

L'institution poursuit donc de multiples buts, le mécanisme en est par conséquent compliqué. L'assistance hospitalière et domiciliaire, dans une cité de plus de 500,000 habitants constitue déjà par elle même, le fondement d'une organisation particulière pouvant agir en dehors des autres services relatifs à l'hygiène publique. Il a été commis, à notre avis, une grave erreur en concentrant dans une seule administration des services aussi vastes qu'une personne, aussi intelligente qu'elle soit, ne peut matériellement diriger. L'organisation actuelle ne donnera jamais les résultats qu'on doit en attendre et son unique défense, insuffisante d'ailleurs, est de procurer quelques économies au trésor municipal.

D'autre part, l'Assistance publique doit constituer une autorité autonome, ayant ses ressources propres et agir sous la direction d'une commission formée de personnalités éminentes remplissant des fonctions identiques à celle qui en France porte le nom de « Comité consultatif d'hygiène publique » et dans la composition duquel entrent des professeurs les plus distingués de la Faculté de médecine de Paris. Inutile de dire, croyons-nous, que les fonctions de ladite commission seraient purement honorifiques.

Quant à l'hygiène publique, en général, les vaccinations antivariolique et pastorienne, le laboratoire bactériologique, le service public de désinfection, etc., etc., constitueraient une section distincte, avec son directeur, mais toujours sous le contrôle et la surveillance de la commission déjà mentionnée.

Nous espérons que nos indications, fruits de l'expérience et de la connaissance de la matière, mériteront d'être considérées par le Conseil municipal, s'il est vrai que le désir existe d'avoir des services hygiéniques et d'assistance publique organisés comme en Europe.

Avant de terminer ce chapitre, nous allons faire connaître sommairement les éléments dont dispose la direction de l'Assistance publique pour le transport des malades, la désinfection, etc.

Transport de malades et de cadavres. — Le personnel attaché au matériel d'ambulance de l'Assistance publique se compose d'un chef et de dix cochers.

Il est immédiatement fait droit aux demandes adressées à la direction, et depuis que celle-ci a commencé à se charger de ce service, les plaintes qui se produisaient auparavant sur le retard apporté à l'envoi des malades aux hôpitaux, soit par défaut de voitures ou par la mauvaise organisation du personnel, ne se sont plus fait entendre.

Le service se pratique de la manière suivante : tout malade grave qui, de l'avis d'un des médecins de la direction, doit être envoyé à l'hôpital, est conduit sans retard dans une voiture d'ambulance à l'établissement où il sera traité. Les commissaires de police télégraphient à la direction quand ils ont un blessé à envoyer à l'hôpital ; quelques instants après la voiture d'ambulance demandée est à leur disposition.

Les particuliers également n'ont qu'à aviser la direction pour qu'une voiture soit promptement à leur porte. A Flores et à Belgrano (faubourgs de la ville) existent aussi des ambulances pour le transport des malades dans les hôpitaux.

Tous les cadavres de ces établissements, de même que ceux de domiciles particuliers, dont les parents ne peuvent payer les frais d'inhumation, sont conduits au cimetière général dans les voitures de la direction. La plus grande partie de ces cadavres, surtout ceux de maladies infectieuses, sont incinérés à l'hôpital d'isolement.

Le nombre de voitures en service actuellement est le suivant : une voiture d'ambulance à Flores et une autre à Belgrano, sept du matériel central pour les malades non contagieux et deux pour cette dernière catégorie, quatre corbillards et diverses civières pour les blessés.

Dans le but d'éviter la contagion, la direction emploie deux voitures spéciales au transport des malades infectés. Dès leur réception à l'hôpital d'isolement la voiture est soumise à la désinfection, qui est renouvelée d'une façon prolixe à son retour à la direction ; cette voiture est ensuite remisée dans un endroit spécial.

Les blessés sont reçus dans des voitures d'ambulance pourvues de couchettes ; si leur état est par trop grave, on emploie des civières.

Tout le matériel de transport est désinfecté chaque jour.

Désinfection. — Le personnel de désinfection comprend un chef, six sous-chefs et trente désinfecteurs. Il existe en outre un médecin inspecteur et deux inspecteurs techniques.

La section d'hygiène a connaissance des domiciles infectés par l'intermédiaire du bureau central de l'état civil qui lui remet tous les jours une liste des décès produits dans le municipe. Là où il n'y a eu seulement que des malades, la tâche est plus difficile à remplir parce que, en dépit de l'ordonnance qui les y oblige, la plupart des médecins ne dénoncent pas le cas.

Un sous-chef et cinq hommes se présentent au domicile infecté et procèdent à l'instant à la désinfection. On brûle du soufre dans les pièces, on lave les murs et les planchers avec une solution de bichlorure de mercure, etc. Quant aux vêtements du malade, on les enferme dans des sacs imperméables et on les envoie à l'hôpital d'isolement pour être désinfectés dans une étuve destinée à cette effet ; quand l'opération est terminée ils sont rendus à leur propriétaire. La désinfection des personnes ne se fait pas par suite du refus de celles-ci et de l'absence de moyens spéciaux.

Il existe une ordonnance d'après laquelle on ne peut ni vendre ni acheter de vieux meubles sans que l'Assistance publique ait intervenu au préalable et n'ait délivré un certificat constatant que la désinfection a été faite. Cette ordonnance est à l'état de lettre morte.

Chacun des hôpitaux de Saint-Roch, d'isolement et l'asile d'aliénés, sont munis d'étuve à désinfection. Celle de l'hôpital d'isolement sert seulement aux vêtements venus du dehors ; les deux autres remplissent les nécessités de l'établissement où elles se trouvent.

L'intendance avait ordonné la construction de deux édifices, l'un au sud et l'autre au nord de la ville pour y établir deux étuves à désinfection ; les édifices sont achevés, mais les étuves n'ont pas encore été placées.

XI

MALADIES ÉPIDÉMIQUES

La prophylaxie des maladies infecto-contagieuses est confiée à la direction de l'Assistance publique et la prophylaxie sanitaire maritime au Conseil national d'hygiène.

Le 7 avril 1872, le Conseil municipal décida que tout propriétaire ou locataire devait déclarer à la commission d'hygiène ou à son inspecteur, dans chaque paroisse du municipe, tout cas de maladie contagieuse dont il aurait connaissance.

La loi sur l'exercice de la médecine, promulguée en 1877,

prescrivait que les médecins devaient aviser le conseil d'hygiène ou la municipalité, des cas de la pratique revêtant un caractère suspect de maladie épidémique.

Ces dispositions ne furent généralement appliquées que pour les maladies pestilentielles exotiques, c'est-à-dire, de choléra et de fièvre jaune, jusqu'en 1881 où la section d'hygiène du Conseil municipal, dont nous avons fait partie, établit sur notre initiative, un service afin que l'autorité sanitaire reçut la déclaration des maladies contagieuses qui se produiraient dans le municipe.

Ce service, analogue à celui créé à Paris par le D\r Bertillon, directeur du Bureau de statistique municipale, n'a fonctionné que peu de temps, parce que la section d'hygiène ne disposait pas alors du personnel nécessaire.

Par suite de l'apparition du choléra, à la fin de 1886, il fut démontré jusqu'à l'évidence, qu'il était nécessaire d'imposer la déclaration obligatoire des cas de cette maladie, et à cet effet, le Conseil municipal sanctionna au mois de décembre de cette même année, une ordonnance dans ce but.

Dans le premier semestre de 1887, à propos du développement de la variole et de la diphtérie, avec caractère épidémique, nous avons insisté, dans une série d'articles publiés dans la *Revista médico-quirúrgica*, sur la convenance de rétablir le service de déclaration obligatoire des maladies contagieuses, inauguré en 1881.

Le succès a couronné nos efforts, et une grande partie en revient à notre ami le D\r B. Dupont, membre du Conseil municipal, qui s'est toujours fait noter par son zèle pour l'étude des questions relatives à l'hygiène, et qui a bien voulu défendre, dans le sein du conseil, le projet rédigé par nous, et sanctionné avec de légères modifications.

En vue de rendre pratique la déclaration des maladies infectieuses, la direction de l'Assistance publique a fait distribuer aux médecins, dans ces dernières années, des carnets à souche, exactement semblables à ceux proposés à Paris par le D\r Bertillon.

Malheureusement la mesure adoptée n'a pas donné les résultats qu'il y avait lieu d'attendre, grâce à la négligence de la plupart des médecins. En raison de cet insuccès, la nécessité de réformer l'ordonnance en question s'impose, dans le sens de rendre la déclaration non seulement obligatoire au médecin qui assiste le malade, mais aussi aux parents, amis ou locataires de la maison ; en un mot, il faut imiter les dispositions de la loi anglaise du 30 août 1889, qui traite de la même matière.

A propos des épidémies mortelles de variole et de diphtérie qui ont frappé la ville, dans ces dernières années, et dont on peut apprécier l'importance en consultant les *Anales del Departamento Nacional de Higiene*, les autorités sanitaires se sont vu dans le cas de prendre des mesures sérieuses, pour arrêter le développement des dites maladies.

Variole.—Pour la variole, il existe une ordonnance du 5 janvier 1887, déclarant la vaccination obligatoire dans la capitale ; un décret de l'intendance, en date du 6 mai de la même année, réglementant le service de la vaccine et organisant le personnel de cette administration pour la vaccination à domicile ; l'ordonnance du 7 janvier 1888, décidant notamment l'inoculation du virus aux habitants des maisons occupées par les ouvriers et la classe pauvre ; l'accord entre le directeur de l'Assistance publique et le Conseil national d'éducation, pour qu'il soit exigé de tout élève des écoles, un certificat de vaccination ou de revaccination et, enfin, l'ordonnance du 28 mai 1890, exigeant la vaccination ou la revaccination des immigrants arrivant dans le pays et compris dans la catégorie de ceux qui jouissent des bénéfices de la loi d'immigration.

Mais ce qui a contribué surtout à développer la prophylaxie de la variole, c'est la création d'un Conservatoire national de vaccin, dont la direction a été confiée à notre ami, le Dr Juan J. Diaz. Ce médecin est arrivé à donner à l'établissement une impulsion puissante qui le recommande à la reconnaissance publique.

Le conservatoire national a été créé par décret du 24 juillet 1890, et il est question en ce moment de lui bâtir un édifice propre. Pour démontrer son utilité, il suffira de dire que depuis le 11 décembre 1890, où il a commencé à fonctionner jusqu'au

1er juin de cette année, le Conseil d'hygiène a distribué dans la capitale de la République, provinces et territoires nationaux, la quantité de plaques de vaccine ci-après :

1890 Décembre	....	4,397
1891 Janvier	....	7,836
— Février	....	6,081
— Mars ,	....	7,568
— Avril	....	9,015
— Mai	....	11,023
	TOTAL............	45,920

Ces chiffres prouvent que la production de virus augmente chaque mois et qu'en peu de temps, l'établissement arrivera à répondre à toutes les demandes de la République.

Dans un travail sur les maladies infectieuses, publié dans les *Anales del Departamento de Higiene*, nous avons fait connaître les résultats alarmants de la mortalité variolique dans la capitale, résultats qu'on peut noter en plus ou moins grande échelle, dans toutes les villes et villages de la nation.

Pendant la dernière décade (1881-90), il est mort à Buénos-Ayres 7621 varioleux, et il est à remarquer que l'année de plus grande mortalité est celle de 1890 (2198 morts), total qui représente une proportion de 411 par 100,000 habitants !

Peu de villes ont été désolées autant par la variole, et cela prouve clairement que la vaccination déclarée obligatoire par la loi, n'a pas été transformée en principe inéluctible pour la grande majorité de la population ; bien qu'ayant dans le conservatoire national un puissant producteur de virus prophylactique, il est indispensable de prendre des mesures urgentes pour atteindre les merveilleux résultats, que l'Angleterre et l'Allemagne montrent avec orgueil, dans leurs statistiques sanitaires.

Diphtérie. — La diphtérie occupe le deuxième rang dans la mortalité des affections contagieuses.

La statistique internationale révèle que Buénos-Ayres y figure très défavorablement, au point de vue de la variole, de la diphtérie et de la fièvre typhoïde, par rapport aux grandes villes européennes.

Les décès diphtériques des cinq dernières années, donnent les proportions suivantes par 100,000 habitants :

```
1886............................  125
1887............................  229
1888............................  296
1889............................  179
1890............................  194 ¹
```

Ces données numériques nous permettent d'affirmer qu'en Europe, Madrid seulement est au même plan que Buénos-Ayres, au point de vue de l'infection diphtérique.

Les mesures adoptées jusqu'ici par les autorités, n'ont donné que des résultats de peu d'importance, ce qui d'autre part est relevé également dans la plus grande partie des villes.

Quant à la prophylaxie de la diphtérie dans les écoles, nous en avons parlé dans le chapitre de l'hygiène scolaire.

Fièvre typhoïde. — Le typhus abdominal occupe le troisième rang dans la mortalité infectieuse.

L'étude de cette affection publiée dans les *Anales del Departamento de Higiene*, fait connaître les causes qui la déterminent, à notre avis, et analysent une par une les théories diverses, en débat encore, qui cherchent à expliquer son étiologie.

Les travaux d'égouts qui se poursuivent activement dans la ville de Buénos-Ayres, et qui mettent à découvert un grand nombre de fosses d'aisances et de fosses d'eaux ménagères, doivent être considérés, sans doute, comme l'un des facteurs du développement de l'iléo-typhus, dont la marche ascendante, ne saurait s'expliquer autrement.

La mortalité relative par 100,000 habitants a été la suivante dans les six dernières années :

```
1885............................  55
1886............................  69
1887............................  65
1888............................  83
1889............................  99
1890............................  117
```

¹ Il a été enregistré en dix ans (1881-90) 6049 décès diphtériques, sur lesquels 1952 d'enfants âgés de moins de deux ans.

La distribution topographique de la fièvre typhoïde, est très irrégulière, et il ne s'est pas présenté parmi nous, au moins à notre connaissance, ces épidémies de quartiers observées en Europe qui permettent d'éclaircir facilement la cause de la maladie : les épidémies typhiques, par exemple, qui éclatent dans quelques casernes approvisionnées d'eau de mauvaise qualité et disparaissant dès que la source de l'eau a été changée.

Les études bactériologiques de l'eau, particulièrement celles du Dr Arata, directeur du laboratoire chimique, ne sont pas encore arrivées à y faire découvrir le bacile d'Eberth. Il n'est donc pas possible, pour le moment, d'incriminer l'approvisionnement des eaux de la rivière, comme une des causes de la fièvre typhoïde. Peut-être que de prochaines études arriveront à démontrer que cette maladie parmi nous, est due à la consommation des eaux de puits, dont une bonne partie de la population se sert encore aujourd'hui.

Comme résultats précis, nous avons les recherches du Dr Arata sur les rapports entre la mortalité typhoïde et le niveau de la nappe d'eau souterraine, qui confirme, pour Buénos-Ayres, la théorie de Pettenkofer.

Les tracés graphiques de notre confrère, démontrent que le nombre des décès typhiques, augmente quand le niveau de l'eau baisse et diminue quand il s'élève. Les observations auxquelles nous faisons allusion ont été réalisées pendant une période de quatre années.

La propagation du typhus abdominal par le moyen du lait provenant de certaines laiteries, n'a pas encore été démontrée positivement dans le pays. Les faits constatés et la distribution de la maladie dans presque tout le municipe, laissent croire que les causes sont variées. Jusqu'à ce jour, dans tous les cas, il n'a pas été possible de déterminer quelle est l'action la plus puissante.

Si on arrive à obtenir le parfait accomplissement de l'ordonnance qui rend la déclaration des maladies infectieuses obligatoire, il sera possible d'établir des plans de la ville contenant la distribution topographique de l'infection typhique, et l'on pourra, dès lors, s'appuyer sur un élément de valeur pour l'étude de son étiologie. Les uniques planches que nous avons pour le moment,

sont celles qui se rapportent à la mortalité produite par ladite
affection, mais elles sont insuffisantes pour se livrer à des dé-
ductions complètes.

Rougeole, scarlatine et coqueluche. — Ces trois maladies
n'offrent pas une grande importance chez nous, au point de vue
de l'hygiène, parce que le chiffre de la mortalité de chacune
d'elles diffère peu de celui des grandes villes, les plus favorisées
à cet égard.

Fièvres paludéennes. — Il existe dans le nord de la République diverses provinces (spécialement celles de Salta, Tucuman
et Jujuy), qui constituent ce que le Dᵣ Canton a appelé la zone
palustre du pays. Ce médecin vient de publier sur cette matière[1]
un livre qui présente un vif intérêt, parce qu'il contient l'étude
la plus complète faite ici jusqu'à ce jour sur les fièvres intermi-
tentes.

Après avoir étudié avec attention les causes du paludisme dans
les provinces déjà nommées, l'auteur indique les mesures à
prendre pour la suppression ou tout au moins la diminution de
l'impaludisme. Il combat, avec raison, les systèmes défectueux
et primitifs d'approvisionnement d'eau de certaines localités, qui
entretiennent une cause puissante d'insalubrité et l'endémicité
de la fièvre intermittente. Il relève quelques pratiques défectueuses dans la culture de la canne à sucre et du riz, qui favorisent
l'intoxication palustre, et, en un mot, appelle l'attention des autorités sur une maladie qui revêt le caractère de véritable fléau
dans ces provinces, par le nombre d'individus inutilisés annuel-
lement pour le travail, par l'état de décadence organique qu'elle
prépare et, enfin, par les causes de mort qu'elle entraîne dans
les populations.

Quant aux maladies pestilentielles exotiques, telles que le
choléra et la fièvre jaune, consulter le chapitre XVI, qui traite
de la prophylaxie sanitaire maritime.

---

[1] *El Paludismo y su geografía médica en la República Argentina.*
Buenos Aires, 1891. Ce livre figure dans l'exposition du Congrès.

XII

PROPHYLAXIE PUBLIQUE DE LA SYPHILIS

Nos travaux personnels de démographie, établissent par des chiffres à l'appui, l'incroyable progression des maladies vénériennes à Buénos-Ayres.

Or, ces chiffres ont servi de base à notre ami le Dr Dupont, pour soutenir, avec raison, que la capitale de la République est une des villes qui, dans la statistique internationale, offre le nombre le plus élevé de décès de syphilis.

En présence d'un semblable état de choses, nous avons soumis au Conseil municipal, en 1879 et en 1881, deux projets de règlements sur le service sanitaire de la prostitution, et proposé la création d'un hôpital spécial pour les maladies vénériennes.

L'ordonnance actuellement en vigueur, remonte à 1875. Son insuffisance et ses lacunes ressortent dans presque tous ses articles.

Par décret de l'intendance du 15 octobre 1888, un dispensaire pour la prostitution fut créé et ouvert le 28 janvier 1889, l'intervalle ayant été employé à organiser, installer, inscrire les prostituées et les gérants de maisons de tolérance en possession de l'autorisation municipale.

Le personnel du dispensaire se compose en ce moment d'un médecin directeur, de huit médecins inspecteurs, et le *Sifilicomio* (hôpital de vénériens), d'un médecin directeur et d'un médecin de salle.

L'inspection médicale des prostituées commença donc, le 28 janvier 1889 et se divise en services interne et externe. Le service interne se pratique dans le bureau, pour les prostituées qui s'y présentent. Le service externe s'exerce au domicile des femmes ou dans les maisons de prostitution ; les contre-visites se vérifient hors les jours réservés aux externes, à la suite de dé-

nonciations ou de soupçons ; enfin, les visites extraordinaires
ont lieu chez les femmes qui, pour cause de maladie, ne peuvent
se rendre au dispensaire.

Le *Sifilicomio* s'ouvrit le 22 avril 1889. Avant l'ouverture de
ce service, le nombre des femmes malades atteignait l'énorme
chiffre de 40 %, tandis qu'aujourd'hui, il ne dépasse pas 9 %.

La statistique démontre que le plus grand nombre des malades
proviennent des examens réalisés dans le dispensaire. Ce résultat est dû à ce que les femmes examinées à domicile, recevant à
jours fixes la visite du médecin emploient certains artifices *(ma-
quillage)*, qui empêchent celui-ci, dans quelques cas, de déterminer la maladie.

Quatre agents de contrôle sont adjoints au dispensaire et
leurs principaux devoirs sont de parcourir les maisons de prostitution immatriculées, pour s'assurer si les femmes qui y rési-
dent ont été visitées ; de se rendre compte par les livrets, si les
femmes sont visitées régulièrement ; de confronter, enfin, les
registres pour se fixer sur l'état d'exactitude des annotations.

Afin de donner une idée de l'importance réelle de ce service,
nous terminerons ce chapitre en publiant les résultats statistiques
qui se rapportent aux cinq premiers mois de l'année 1891.

Les examens pratiqués dans le dispensaire se sont élevés
à 10,494 ; les visites à domicile à 11,964 et les femmes envoyées
au *Sifilicomio* à 267.

XIII

POLICE SANITAIRE DES ANIMAUX

La République Argentine ne possède pas encore de loi sur la
police sanitaire des animaux. Le Conseil d'hygiène soumit au
gouvernement, en 1887, un projet de prophylaxie maritime pour
les maladies épizootiques et enzootiques.

L'unique disposition en vigueur à ce jour, est celle qui ordonne
que tout animal de provenance étrangère, importé dans le pays,

soit l'objet d'une inspection faite par deux vétérinaires attachés au service de la douane, dans le but d'éviter l'importation de nouvelles maladies.

La Société rurale argentine étudie un rapport du Dr Wernicke d'après lequel il est nécessaire de prescrire une quarantaine d'observation de 90 jours, au moins, *pour tout animal importé*, comme les Etats-Unis d'Amérique l'ont établi, du reste.

Jusqu'à ce jour, il n'a été observé, sur le territoire argentin, aucun cas de *morve*, de *pneumonie contagieuse*, de *peste bovine*, de *rouget* et de *charbon symptomatique*.

Toutes les épizooties sont importées d'Europe, à l'exception du *mal de caderas* (maladie des hanches), qui n'a été qu'imparfaitement étudié et qui paraît être du à une myélite aiguë de caractère contagieux et épidémique.

Le Dr Wernicke prétend, avec beaucoup de fondement à notre avis, que, s'il est observé dans quelque établissement, un ou plusieurs cas de *morve*, de *chancre*, de *peri-pneumonie contagieuse*, de *peste bovine* et de *rouget*, maladies inconnues jusqu'à ce jour, on doit abattre immédiatement les animaux atteints, puis, organiser une étroite surveillance, par le moyen d'un délégué du gouvernement.

Le *saguaipé* (distome hépatique), la gale, le charbon et tous les entozoaires (*strongylus filaria*, *strongylus contortus*, etc.), n'existeraient pas ici, si leur importation avait été empêchée.

Pour le service de l'hygiène vétérinaire, le Dr Wernicke a proposé la création, dans la direction de l'agriculture, d'un service spécial, avec un vétérinaire compétent à la tête. La nouvelle institution porterait le nom de service des épizooties et comprendrait un personnel de vétérinaires de districts qui enverraient régulièrement un rapport audit service, sur tout ce qui se produirait dans la sphère de leur juridiction. Comme on le voit, le projet en question s'occupe d'implanter chez nous ce qui existe dans les principales nations d'Europe.

La Société rurale argentine subventionne, depuis plusieurs années, un laboratoire vétérinaire-agronomique, dirigé par le Dr Wernicke, qui s'est consacré aux maladies des animaux, rendant ainsi, de grands services à l'élevage du pays.

Quant à l'intéressante question de la tuberculose, nous ne l'avons pas encore débattue. Néanmoins, dans le projet que nous avons rédigé sur l'inspection des viandes de boucherie, projet qui sera bientôt pris en considération par le Conseil municipal, nous avons introduit dans un de ses articles, le vœu émis à ce sujet par le Congrès international de médecine vétérinaire réuni à Paris, en 1889, c'est-à-dire, qu'on doit éliminer de la consommation de l'homme et des animaux, les viandes provenant de sujets tuberculeux, mammifères, oiseaux, quelque soit le degré de la tuberculose et les qualités apparentes de la viande.

Les Chambres de la province de Buénos-Ayres sont saisies d'un projet de Code rural et industriel dans lequel figure un long chapitre sur la police de santé vétérinaire, avec les mesures à prendre dans les cas de maladies contagieuses des animaux. Les maladies visées sont : la peste bovine, la peri-pneumonie contagieuse, la variole, la morve, la syphilis, la rage, le charbon, la gale, la fièvre aphteuse, l'influenza et l'actinomicose.

Nous remarquons l'absence dans l'énumération précédente de la tuberculose, dont la présence a été constatée par les vétérinaires attachés au laboratoire chimique municipal, chargés de l'inspection des viandes dans les abattoirs. Nous ne doutons pas que cette lacune, produite sans doute par un oubli, sera comblée au moment du vote de ce projet de code.

Charbon. — Dans certaines provinces de la République Argentine, notamment dans celle d'Entre Rios, la fièvre charbonneuse attaque tous les ans un grand nombre d'animaux, particulièrement les espèces bovine et ovine. Les gens de la campagne la désignent vulgairement sous le nom de *grano malo*.

Un décret du 4 février 1887, accorda à M. Bidali, vétérinaire français, l'autorisation de pratiquer des expériences, de concert avec le Dr Susini, représentant du gouvernement national pour la circonstance.

Les résultats de ces expériences sont consignés dans notre livre : *Progrès de l'hygiène dans la République Argentine*, page 237.

Le 18 octobre 1887, le Conseil d'hygiène réglementa la vaccination charbonneuse et décida qu'elle ne pourrait être faite que par un vétérinaire diplômé autorisé à cet effet. Les titres requis sont : un certificat signé de Pasteur et de Chamberland, ou toute autre pièce équivalente au jugement du conseil. Un autre article prescrit comme mesures obligatoires la crémation des animaux morts de charbon et la désinfection des lieux.

XIV

PROPHYLAXIE ET TRAITEMENT DE LA RAGE

Les importantes recherches de Pasteur sur la rage firent naître en 1886 l'idée de créer à Buénos-Ayres un institut qui porterait le nom de l'éminent homme de science.

Des souscriptions s'ouvrirent et le gouvernement national, ainsi que les autres autorités, accueillirent favorablement cette idée.

Plus tard, il fut arrêté que l'institut projeté s'occuperait non seulement de la rage, mais encore de l'étude de l'anatomie pathologique, de la microscopie clinique et de la microbiologie.

A la date du 19 août 1886, le ministre de l'instruction publique décréta la création d'un institut microbiologique annexe à la faculté de médecine.

Les inoculations anti-rabiques, suivant la méthode Pasteur furent commencées à Buénos-Ayres, vers le milieu de 1886, par le Dr Davel, directeur actuel du laboratoire de l'Assistance publique, choisi à cet effet [1]. Cet institut a rendu d'importants services à toute la République et aux pays limitrophes.

Le nombre de personnes vaccinées en prévision de la contagion pour morsures d'animaux enragés atteint l'énorme chiffre

---

[1] Voir *Progrès de l'hygiène dans la République Argentine*, page 232.

de 216 en 1888 [1] et de 375 en 1889 [2]. Le résultat est si satisfaisant que pas un seul cas n'a eu d'accidents consécutifs, fait duquel découlent les deux conséquences logiques suivantes : efficacité du traitement comme système de prophylaxie et de guérison de la rage, d'une part, et de l'autre inocuités des inoculations du virus rabique servant au procédé de Pasteur.

Des 216 personnes traitées en 1888, 185 furent mordues par 130 animaux, atteints de la rage et 31 par 27 animaux considérés seulement comme suspects et chez lesquels il n'a pas été possible d'obtenir la confirmation du diagnostic de la maladie.

Des 375 personnes mordues en 1889, 259 seulement furent traitées, car chez les autres, ou l'animal n'offrait pas de symptômes de rage, ou les morsures produites n'avaient pas occasionné de blessures, et, par conséquent, étaient à couvert de probabilités d'inoculation.

Les 259 personnes traitées furent mordues par 187 animaux, dont 183 chiens, 3 chats et 1 cheval.

Le traitement suivi a consisté en inoculations faites selon la méthode Pasteur, avec la moelle de lapins morts de rage et ayant depuis douze jusqu'à un jour de dissection. La moelle la plus violente avait été employé 258 fois, c'est-à-dire, celle qui avait seulement vingt-quatre heures de dépôt et dont la virulence est extrême.

Le directeur du laboratoire a eu connaissance d'un seul décès des personnes vaccinées pendant l'année 1888.

La statistique la plus favorable connue sur la rage, avant la découverte de Pasteur, donne une mortalité de 30 %; en 1889, le laboratoire a eu seulement 1,80 % sur le total des personnes traitées et 2 % sur les mordues par des animaux classés comme enragés, c'est-à-dire, qu'avec le traitement il a été épargné 56 vies.

Mais il y a plus encore. Des quatre décès produits chez les persones traitées, deux appartiennent au groupe des 72 personnes

---

[1] De ce nombre, 160 provenaient de la République Argentine et 56 de la République Orientale de l'Uruguay. Des 216 vaccinés, 123 étaient adultes et 93 enfants âgés de moins de 13 ans.

[2] 63 personnes appartiennent à la République Orientale.

mordues par des chiens dont la rage a été contrôlée expérimentale-
ment dans le laboratoire et sur lesquelles n'existe aucun doute. Or,
en prenant de nouveau comme base la mortalité d'avant la découverte de Pasteur, et la rapprochant de celle que nous avons aujourd'hui, il résulte que si ces malheureux avaient été abandon-
nés à leur propre sort, vingt-deux d'entr'eux auraient payé leur
tribut à la mort, tandis que le traitement Pasteur a économisé
sur ce groupe vingt existences !

L'intendance municipale décréta le 7 août 1889, l'emploi obligatoire de la muselière pour les chiens. Voici le texte de ce document :

« Art. 1er.—Tout propriétaire de chiens devra présenter avant
l'expiration du délai fixé pour retirer la patente, une muselière
du modèle qui lui sera délivré au laboratoire de vaccination anti-rabique, pour y recevoir son numéro.

« Art. 2. — Tout chien pris sans muselière sera tué par les
agents du service de désinfection. »

XV

LABORATOIRES BACTÉRIOLOGIQUES

Le premier laboratoire bactériologique établi à Buénos-Ayres,
fut créé par la commission chargée de l'étude des maladies contagieuses chez les animaux. Nous avons déjà dit qu'il fonction-
nait sous les auspices de la Société rurale argentine, et que son
directeur était le Dr Wernicke.

Le deuxième laboratoire bactériologique fut fondé par le Dr Arata, comme annexe du Bureau chimique municipal et pour mener
à bonne fin les intéressantes études sur l'hygiène de Buénos-
Ayres, mentionnées dans divers chapitres de ce rapport.

C'est dans ce laboratoire que pendant l'épidémie de choléra
de 1886-87, on put établir, pour la première fois, le diagnostic

bactériologique de la maladie, en confirmant la présence du bacille caractéristique. Dans ses salles également, se poursuivent des études de la plus grande importance sur l'air et les eaux.

Enfin, le troisième laboratoire organisé ici, est celui de l'Assistance publique. Un médecin distingué, le Dr Susini, en a été nommé directeur. L'établissement est pourvu des appareils et accessoires nécessaires qu'il a acheté lui-même en Europe.

Le cours de bactériologie de la Faculté de médecine a lieu dans ce laboratoire, parce que l'installation de ladite Faculté n'est pas encore terminée.

Les médecins peuvent obtenir de cet établissement des analyses chimiques, qualitatives ou quantitatives, d'urine, de salive, de crachats, de vomissements et autres produits physiologiques et pathologiques.

On y a préparé aussi le vaccin préventif de Pasteur pour le charbon *(grano malo)*, dont on a déjà fait plusieurs inoculations sur le bétail, spécialement dans la province d'Entre-Rios, avec le concours du vétérinaire, M. Bidali.

Divers travaux y ont été effectués, notamment l'étude de l'évolution étrange du bacille cholérique, dont les résultats ont été publiés par le sous-directeur, le Dr Dominguez.

Les études sur l'épidémie meurtrière qui frappait les lapins de toute la province de Buénos-Ayres, ont permis de découvrir qu'elle était due au *coccidium oviforme* de Leuckart.

Le laboratoire maintient en évolution constante la collection de bactéries. Le travail de chaque jour est de préparer les divers moyens nutritifs, pour les cultiver et purifier les cultures, soit par le passage des animaux, soit par les procédés usuels.

XVI

HOPITAL D'ISOLEMENT

La ville de Buénos-Ayres possède un hôpital d'isolement *(Casa de Aislamiento)* exclusivement destiné au traitement des maladies contagieuses. Sa capacité lui permet de recevoir 350 malades, mais ce chiffre varie suivant les épidémies.

Notre livre *Progrès de l'hygiène dans la République Argentine* contient une description de cet établissement, page 194.

En vue de remédier aux inconvénients qu'offre l'hôpital d'isolement actuel, l'Intendance municipale avait fait dresser les plans d'une nouvelle construction modèle. L'emplacement avait été choisi à quelque distance de la capitale, les travaux étaient même commencés, mais la situation critique du trésor a exigé malheureusement leur suspension. Nous espérons cependant, qu'elle ne sera que momentanée et que dans peu de temps la ville sera dotée d'un hôpital d'isolement, avec tous les perfectionnement modernes.

XVII

POLICE SANITAIRE MARITIME. — CONVENTION SANITAIRE INTERNATIONALE

Le fait le plus remarquable qui se soit produit dans ces dernières années, par rapport à la police sanitaire maritime, est assurément la convention sanitaire signée en 1887, entre la République Argentine, la République Orientale de l'Uruguay et l'ex-empire du Brésil.

Il ne nous est pas possible de transcrire intégralement les clauses de ladite convention, mais nous allons en faire connaître les bases principales [1].

« Art. 1er. — Les trois puissances sont d'accord à déclarer :

« *Maladies pestilentielles exotiques :* la fièvre jaune, le choléra morbus et la peste.

« *Port infecté :* Celui dans lequel existe à l'état épidémique une de ces maladies.

« *Port suspect :* 1° Celui dans lequel se déclare à peu près isolément l'une des trois maladies pestilentielles ; 2° celui qui est en communication fréquente avec des localités infectées ; 3° celui qui ne se préserve pas suffisamment des ports infectés conformément aux principes de cette convention.

« *Navire infecté :* Celui dans lequel se produit un cas de maladie pestilentielle.

« *Navire suspect :* 1° Celui qui, provenant de port infecté ou suspect, n'a pas eu pendant le voyage, un cas de maladie pestilentielle ; 2° celui qui, bien que provenant d'un port franc, aurait touché un port infecté ou suspect, sauf l'exception du paragraphe 10 de l'article 8 ; 3° celui qui, pendant le voyage ou à son arrivée communique avec un autre navire de provenance ignorée, infecté ou suspect ; 4° celui dans lequel il s'est produit des décès pour causes non déterminées ou plusieurs cas d'une maladie quelconque ; 5° celui auquel manque la patente de santé du port de provenance, de même que des ports d'escales dûment visés par les consuls du pays de destination dans ces ports ; 6° celui qui, ayant subi une quarantaine ou reçu un traitement sanitaire spécial dans l'un des lazarets des trois Etats contractants, ne se présenterait pas muni de la patente internationale de libre pratique.

« *Objets suspects ou susceptible de retenir ou de transmettre la contagion :* Les vêtements, couvertures, draps, matelas et tous les objets d'usage et de service personnel, de même que les

[1] Le texte complet de la convention sanitaire et le règlement sanitaire international ont été publiés dans notre livre *Código de Higiene y de Medicina Legal.* Buenos Aires, 1891.

valises, malles ou caisses usées pour garder ces objets, et aussi les cuirs frais. Les objets non spécifiés précédemment ainsi que les animaux sur pied ne seront pas considérés suspects.

« Paragraphe unique. — La déclaration d'*infecté* ou de *suspect* à appliquer à un port sera faite par chaque gouvernement, suivant le cas, sur la proposition du chef de service sanitaire maritime et publiée officiellement.

« Art. 2. — Les gouvernements des trois parties contractantes installeront les services sanitaires de façon à ce qu'ils puissent remplir et faire remplir la présente convention.

« Les directeurs desdits services sanitaires se communiqueront, s'il est nécessaire, et chacun pourra le faire vis-à-vis des deux autres, leurs observations au sujet de l'exercice de leurs fonctions.

« Pour l'exécution des mesures sanitaires, il sera établi un règlement international uniformant les mesures générales et spéciales applicables aux trois Etats.

« Art. 3. — Les parties contractantes s'obligent : 1° à établir les lazarets nécessaires et les lazarets fixes dans les îles ; 2° à établir et à maintenir, en cas d'épidémie, au moins un lazaret flottant ; 3° à créer des hôpitaux flottants annexes au lazaret fixe, destinés au traitement des personnes atteintes de maladies pestilentielles exotiques dans les navires qui arrivent, dans ceux qui sont mouillés et dans les lazarets ; 4° à considérer valables pour les effets de cette convention, dans n'importe quels ports, les quarantaines et mesures sanitaires employées dans l'un des lazarets des trois Etats, à condition qu'ils soient certifiés par un document officiel ; 5° à ne pas recourir à la fermeture des ports respectifs, ni à repousser aucun navire, quel que soit l'état sanitaire du bord. »

La durée de la convention sanitaire est de quatre ans, à compter du 9 janvier 1888. Elle a été complétée par un règlement portant le titre de sanitaire international.

Indépendamment de la convention dont nous venons de parler, le Conseil d'hygiène a sanctionné beaucoup d'autres dispositions tendant à améliorer le service sanitaire maritime.

Au mois de janvier 1889, il décida que tout navire provenant de ports suspects, devait souffrir la désinfection la plus minutieuse sous peine de se voir refuser la libre pratique.

Au mois de novembre de la même année, il stipula qu'à l'arrivée d'un navire composé d'immigrants, pendant le voyage duquel se serait produit des cas de maladies contagieuses ordinaires (variole, rougeole, diphtérie, scarlatine, fièvre typhoïde et coqueluche), le médecin de santé ordonnerait la désinfection du navire par les procédés habituels, après quoi, le navire obtiendrait la libre pratique.

Au mois de mai 1890, la vaccination et la revaccination des immigrants fut décrétée.

Enfin, en dehors des nombreuses mesures prises au profit de la prophylaxie maritime, le Conseil d'hygiène a organisé un service de santé extraordinaire, formé de médecins inspecteurs qui s'embarquent à l'étranger sur les navires à destination des ports de la République lorsqu'une épidémie sévit dans les ports de provenance et d'escale.

XVIII

INSTITUT D'HYGIÈNE

Nous ne possédons aucune institution portant ce nom, mais les bases existent pour ainsi dire dans le laboratoire chimique municipal, dont nous avons parlé à propos de l'hygiène alimentaire.

Par l'énumération rapide des travaux hygiéniques réalisés par le Dr Arata, les honorables membres du Congrès, pourront conclure que le laboratoire chimique de Buénos-Ayres est de fait un institut d'hygiène, qui suit les traces de ceux de Munich, de Berlin, de Leipzig, de Budapest, etc. Nous pouvons dire, sans blesser la modestie de son savant directeur, que ce qui manque à son établissement, c'est le titre, parce que tout ce qui y a été élaboré le place à la hauteur des instituts euporéens.

Il est regrettable que les élèves de notre Faculté de médecine n'aient pas collaboré aux intéressantes recherches du Dr Arata. Dans son laboratoire, ils trouveraient de nombreux matériaux d'études, et si au lieu de l'enseignement théorique qui, en matière d'hygiène se donne à la Faculté, ils se consacraient un peu aux travaux d'hygiène expérimentale, cette branche scientifique aurait reçu chez nous une impulsion considérable.

Le directeur du laboratoire chimique a entrepris depuis plusieurs années une série d'études sur l'air, le sol et les eaux de la capitale de la République, dans le but de réunir les éléments nécessaires pour résoudre les problèmes hygiéniques qui se présentent tous les jours. Son travail *El clima y las condiciones higiénicas de la ciudad de Buenos Aires* (Le climat et les conditions hygiéniques de la ville de Buénos-Ayres), que les membres du Congrès trouveront dans les publications exposées par la République Argentine, ferait honneur à un institut d'Europe.

Dans cette monographie, le Dr Arata a étudié longuement la composition chimique du sol ; les eaux souterraines et leur rapport avec la pression atmosphérique ; la mortalité par maladies infectieuses et l'épidémie cholérique de 1886-87 ; l'eau d'approvisionnement dans ses diverses formes: de citernes, de puits, de puits artésiens et de la rivière; l'air et ses divers éléments. La climatologie vient ensuite et comprend les observations héliométriques, la nébulosité, les phénomènes électriques, la température, la vapeur aqueuse de l'atmosphère, la pression élastique de la vapeur atmosphérique, la pression atmosphérique, les vents, les pluies, etc., etc.

Les études, d'octobre 1885 à septembre 1888, sur les rapports du niveau de l'eau souterraine avec les maladies infectieuses ont permis au directeur du laboratoire de confirmer la théorie de Pettenkofer, c'est-à-dire, lorsque le niveau s'élève, la mortalité des maladies infectieuses diminue, tandis que lorsqu'il s'abaisse les mêmes maladies progressent proportionnellement [1].

---

[1] Voir le livre cité du Dr Arata, page 20 à 23.

Dans les *Anales del Departamento de Higiene* (mai 1891), le Dr Arata a publié un article sur l'hygiène expérimentale dans lequel il étudie une intéressante question qui n'a jamais été traitée ici : la pluie et l'évaporation qui influent sur l'état d'humidité de l'atmosphère, et par conséquent sur le climat d'une localité. Dans cet article, on trouve les résultats d'observations faites pendant un an sur l'eau souterraine et leurs rapports avec la mortalité de la fièvre typhoïde. Le tracé graphique qui accompagne ce travail, confirme encore le tracé précédent qui embrassait une période de trois années, c'est-à-dire, que le nombre de décès typhiques augmente quand l'eau souterraine baisse et qu'il diminue quand le niveau de l'eau s'élève.

Les membres du congrès pourront consulter la collection des *Anales del Departamento Nacional de Higiene* pour se rendre compte des études faites dans le laboratoire chimique municipal.

En première ligne, figurent les observations météorologiques et héliométriques. Ensuite viennent les déterminations de l'ozone de l'air, selon le procédé de titrage en usage à l'observatoire de Montsouris, et d'autres par le papier ozonométrique suivant la gamme chromatique bleu violacée de Chevreul.

Les déterminations d'acide carbonique ont lieu tous les jours selon la méthode de Pettenkofer ; celles de l'ammoniaque d'après Fodor, par le moyen de l'air filtré et celles de l'ammoniaque organique en distillant un litre d'eau ou une quantité mesurée d'avance, avec cinquante centimètres cubes d'une solution de huit grammes de permanganèse de potasse et deux cents grammes de potasse dans un litre d'eau.

Les analyses bactériologiques de l'air s'effectuent suivant la méthode de Petri, dans la cour, sur la terrasse de la maison et dans le laboratoire même.

Pour les eaux, on pratique les analyses chimiques et bactériologiques : les premières tous les quinze jours et les secondes cinq ou six fois par mois. Les eaux de pluies sont également examinées au point de vue chimique et bactériologique.

A la page 315 des *Anales del Departamento de Higiene* (mai 1891) se trouvent résumées dans un tableau toutes les observations météorologiques et bactériologiques relevées dans une période d'un an (du 1er juin 1890 au 1er juin 1891). Nous appelons l'attention du lecteur sur ce tableau qui permettra d'établir des comparaisons avec ce qui a été obtenu en Europe pendant le même laps de temps.

Le laboratoire bactériologique dont nous nous occupons a dans son histoire un fait qui l'honore grandement. Au début de l'épidémie de choléra à Buénos-Ayres en 1886-87, il fut possible grâce à son intervention, de reconnaître exactement le caractère de la maladie dans un moment ou sa nature était mise en doute, même par les autorités sanitaires qui auraient dû être les premières à découvrir son origine.

Quand le choléra prit ensuite son développement, le laboratoire chimique prépara des désinfectants en assez grande quantité pour satisfaire les exigences du municipe.

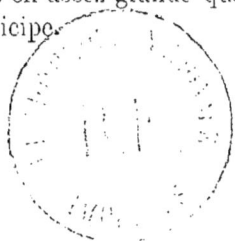

www.ingramcontent.com/pod-product-compliance
Lightning Source LLC
Chambersburg PA
CBHW070816210326
41520CB00011B/1970